Dr Frédéric ....

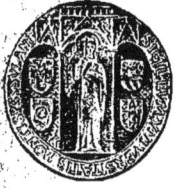

De

La Résistance

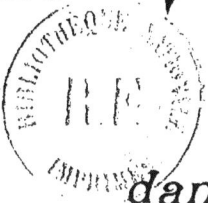

à l'Asphyxie

dans la submersion

MONTPELLIER

GUSTAVE FIRMIN ET MONTANE

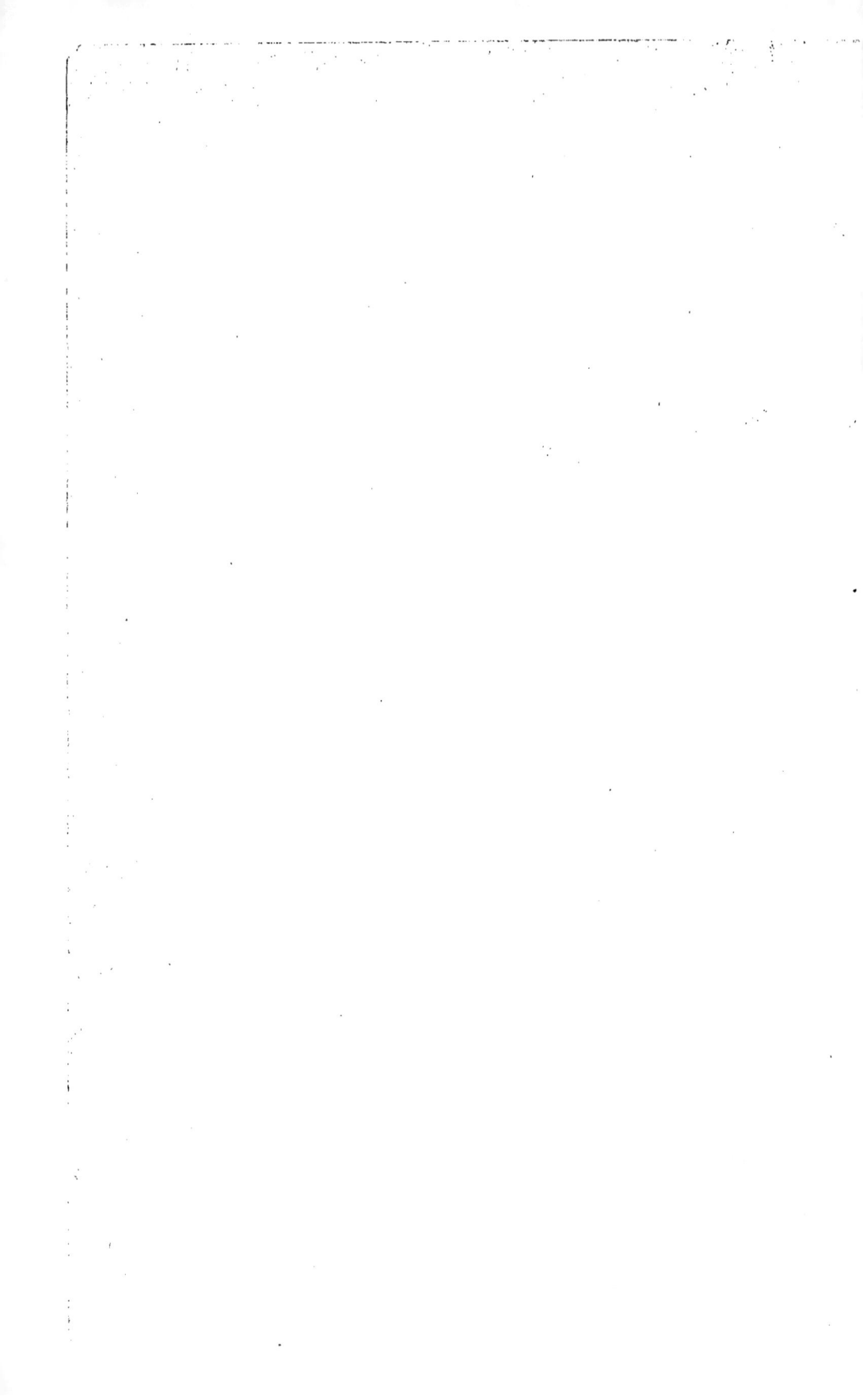

Travail du Laboratoire de Physiologie de la Faculté de Médecine de Montpellier

(Professeur : HÉDON)

DE

LA RÉSISTANCE A L'ASPHYXIE

DANS LA SUBMERSION

PAR

Frédéric CHARLIER DE CHILY

DOCTEUR EN MÉDECINE

AIDE D'ANATOMIE (CONCOURS 1899)
EXTERNE DES HÔPITAUX (CONCOURS 1899)
PRÉPARATEUR DE PHYSIOLOGIE

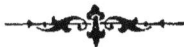

MONTPELLIER

IMPRIMERIE Gustave FIRMIN et MONTANE

Rue Ferdinand-Fabre et quai du Verdanson

—

1901

A MA FEMME

A MA BELLE-MÈRE

F. CHARLIER.

M. LE PROFESSEUR HÉDON

C'est parce que je connais votre extrème indulgence, cher Maître, que je me permets d'inscrire votre nom en tête de ce modeste travail. C'est vous qui m'en avez donné l'idée ; le peu de bon qui s'y trouve, vous me l'avez suggéré dans vos affectueuses causeries de Laboratoire. C'est donc pour moi un devoir, mais aussi un plaisir, de vous la dédier comme gage de ma respectueuse sympathie.

F. CHARLIER.

A TOUS MES MAITRES

Je suis heureux d'exprimer aujourd'hui
ma plus sincère reconnaissance.

F. CHARLIER.

A MES AMIS

F. CHARLIER.

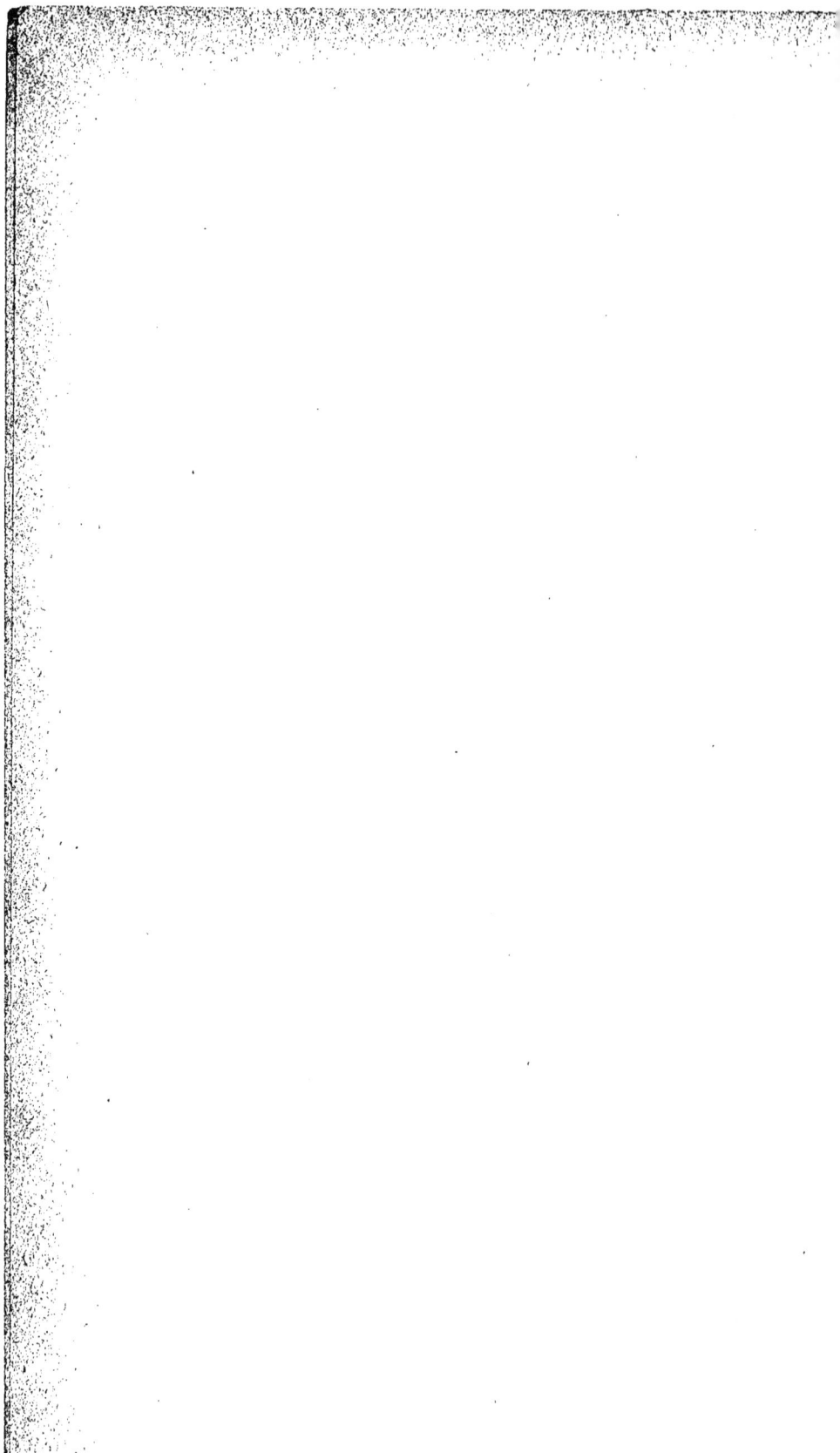

INTRODUCTION

L'idée de ce travail nous est venue en voyant répéter, à son cours, par M. le professeur Hédon, une expérience de M. Ch. Richet sur l'asphyxie chez le canard. Cette expérience qui, jusqu'ici, n'a été l'objet d'aucune recherche approfondie, si ce n'est pourtant de la part de M. Richet, est, comme on va le voir par la suite, assez remarquable et saisissante par elle-même pour mériter une attention plus soutenue. Voici de quoi il s'agit :

Deux canards de même taille sont soumis au même instant à l'asphyxie, l'un par submersion, l'autre par obturation de la trachée. Tandis que le canard plongé sous l'eau retient sa respiration et reste immobile, celui qui est dans l'air, au contraire, commence à se débattre, fait de temps en temps de grands efforts d'inspiration, et meurt finalement sur la table au milieu de convulsions asphyxiques.

On retire alors le canard submergé, et celui-ci se met aussitôt à marcher, à se secouer, à lisser ses plumes avec le bec, manifestant ainsi par toute son attitude qu'il n'éprouve absolument aucun malaise. On conçoit que cette expérience étonne vivement un auditoire qui la voit pour la première fois.

Comment s'expliquer, en effet, que de deux animaux privés d'air en même temps, l'un meure, tandis que l'autre ne paraît nullement incommodé ? Quel phénomène le milieu liquide a-t-il apporté avec lui, pour immuniser, si l'on peut s'exprimer ainsi, l'un des deux animaux contre l'asphyxie ?

La solution de ce problème fera en partie l'objet de notre thèse et, si là s'arrêtaient nos recherches, nous serions en droit de l'intituler : « *De la résistance à l'asphyxie sous l'eau chez le canard* ».

Mais il nous a paru intéressant, dans une thèse de médecine d'étudier, en outre, certains phénomènes analogues que l'on observe chez l'homme, tels que ces cas de longue survie à la submersion chez les noyés, et encore ces cas de séjour volontaire sous l'eau qui, chez les acrobates et pêcheurs de perles, peuvent atteindre jusqu'à 4 minutes. Peut-être nous sera-t-il possible d'expliquer ces phénomènes par un mécanisme à peu près identique à celui qui préserve les canards de l'asphyxie, et, pour ces raisons, sommes-nous amené à présenter notre thèse sous le titre plus simple et plus général à la fois de : « *Résistance à l'asphyxie dans la submersion* ».

Nous ne consacrerons pas de chapitre particulier à l'historique ; la bibliographie étant fort peu chargée, nous nous contenterons, au cours de notre étude, de citer et d'analyser en leur lieu et place les travaux qui se rapporteront directement ou indirectement à la question qui nous occupe.

Un premier chapitre sera consacré à l'étude de la durée comparée de la résistance à l'asphyxie sous l'eau et dans l'air chez le canard, sans rien préjuger sur leur mécanisme.

Dans un second chapitre, nous nous occuperons des phénomènes respiratoires qui accompagnent la submersion.

Dans un troisième, nous rechercherons les variations du rythme cardiaque au cours des deux genres d'asphyxie sous l'eau et dans l'air.

Un quatrième chapitre sera consacré à l'étude du chimisme respiratoire chez le canard submergé.

Nous aidant des résultats trouvés dans ces quatre premiers chapitres, nous serons peut-être en mesure, dans un cinquième, d'aborder la solution de ce problème : « *Pourquoi un canard submergé résiste-t-il plus longtemps qu'un canard asphyxiant à l'air libre ?* ».

Dans un sixième chapitre enfin, nous verrons si l'on peut appliquer les conclusions du cinquième aux plongeurs et aux noyés en état de mort apparente.

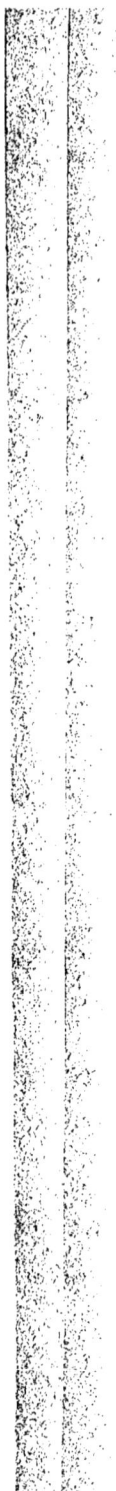

LA RÉSISTANCE A L'ASPHYXIE

DANS LA SUBMERSION

CHAPITRE PREMIER

RÉSISTANCE DES CANARDS A L'ASPHYXIE

Il est d'observation ancienne que les oiseaux et mammifères plongeurs peuvent résister très longtemps au besoin de respirer. Un canard peut être submergé onze minutes sans danger, d'après *P. Bert* (1). Un hippopotame peut rester quinze minutes sous l'eau, et une baleine ne revenir à la surface qu'au bout d'une demi-heure, d'après *Ch. Richet* (2).

Gratiolet (3), le premier, essaya d'expliquer ce phénomène remarquable. Il admit au niveau de la veine cave l'existence d'un sphincter puissant qui empêcherait le sang de s'accu-

---

(1) P. Bert. — Leçons sur la physiologie comparée de la respiration, p. 539, 1870.

(2) Ch. Richet. — Art. *Asphyxie* du Dictionnaire de physiologie.

(3) Gratiolet, cité d'après Richet, art. *Asphyxie* du Dictionnaire de physiologie.

muler dans le cœur et dans le poumon. Cette théorie n'a pas survécu à celle qui lui servait de base, savoir : la théorie de l'asphyxie par arrêt de la circulation pulmonaire, avec stase du sang dans le cœur et le poumon.

Il faut enfin arriver à *P. Bert*, avec ses Leçons sur la respiration, pour avoir du phénomène une explication en apparence plus plausible. Cet auteur pensait que le canard, pourvu d'une masse de sang plus considérable que celle des autres animaux, avait par suite à sa disposition une quantité plus grande d'oxygène dissous, ce qui expliquerait la longue résistance de ses tissus à l'asphyxie.

Mais c'était là une hypothèse gratuite. Tout d'abord, il n'est pas démontré que le canard ait une masse de sang supérieure à celle des autres animaux. Si l'on prend, en effet, 1/13 comme rapport de la masse du sang au poids du corps, nous voyons que *P. Bert* (1) lui-même a trouvé que, chez le canard, ce rapport n'était que de : 1/14; 1/16; 1/17 ; 1/21.

Et ensuite, *Richet* (2), ayant soustrait à ces mêmes animaux des masses de sang très notables, ils parurent supporter la privation d'air tout aussi bien qu'auparavant.

L'hypothèse de P. Bert doit donc être définitivement rejetée.

Richet, enfin, est le premier à avoir étudié l'asphyxie chez le canard d'une façon plus approfondie. Il a entrepris à ce sujet une série d'expériences qui sont consignées dans les Comptes rendus de la Société de Biologie (1894 et 1898), dans son article « Asphyxie » du *Dictionnaire de Physiologie*, et dans le *Journal de Physiologie* (t. I, p. 641). A lui revient le mérite

---

(1) P. Bert. — Leçons sur la physiologie comparée de la respiration, p. 551.

(2) Richet. — Compte rendu *Société de Biologie*, 1894, p. 244. La résistance des canards à l'asphyxie.

d'avoir découvert la différence profonde qui sépare, chez le canard, l'asphyxie sous l'eau de l'asphyxie dans l'air :

« *J'ai conservé en vie,* dit-il, *un canard qui était resté 22'35"* » *sous l'eau avec la trachée fermée...* ». Et, plus loin : « ... *Deux* » *canards à trachée liée et non submergés sont morts au bout* » *de 5'30" et 7'45"* » (1).

Voici un fait intéressant que les auteurs précédemment cités n'avaient pas su mettre en lumière et dont l'étude fera en partie, comme il a été dit dans l'introduction, l'objet de notre thèse.

ASPHYXIE DANS L'AIR. — Commençons par étudier l'asphyxie dans l'air. Pour cela, il suffit d'introduire dans la trachée du canard une canule munie d'un tube en caoutchouc, qu'il nous sera facile, au moment voulu, d'obturer avec une pince à forcipressure. Un canard placé dans ces conditions reste tout d'abord immobile, comme surpris; puis, fait de grands mouvements respiratoires, bat des ailes, cherche à s'échapper et finit par mourir après avoir consommé tout son oxygène.

Les animaux sur lesquels nous avons expérimenté étaient mourants au bout de 3' — 3'30" — 5' — 6' — 6'30" — 7' — 7'30" — 8'. Cela fait une moyenne d'environ 6 minutes comme durée de la résistance à l'asphyxie dans l'air, et ce chiffre n'a rien par lui-même qui doive beaucoup nous étonner. Un simple calcul, analogue à un calcul déjà fait par M. Richet (2), va montrer, en effet, que la quantité d'oxygène dissous dans le sang du canard ou contenu dans ses poumons et sacs aériens, lui permet facilement une telle survie.

_____

(1) Richet. — De la résistance des canards à l'asphyxie (compte rendu *Société de biologie*), 1898, p. 685.

(2) Art. *Asphyxie,* Dictionnaire de physiologie.

2

Soit un canard du poids moyen de 2.000 gr. environ, ayant à sa disposition, d'après P. Bert, une masse de sang égale au 1/17ᵐᵉ du poids du corps, c'est-à-dire 120 gr. environ. Ces 120 gr. représentent 36 cc. d'oxygène dissous. Or nous savons qu'un canard consomme 400 cc. d'oxygène par kilogr. et par heure, soit 7 cc. par minute et par kilogr. Notre canard de 2 kilogr. consommera donc 14 cc. d'oxygène par minute et aura dans son sang une provision de ce gaz pour 2′30″. Mais il ne faut pas oublier non plus que les oiseaux ont tout un système de sacs aériens dont la capacité, d'après *Gréhant*, (1) peut s'élever jusqu'à 300 cc. d'air, c'est-à-dire à 60 cc. d'oxygène. Les calculs de *Richet* et *Langlois* (2), sur lesquels nous reviendrons plus tard, montrent que le canard, mieux favorisé que les autres animaux, peut utiliser les 5/6 de son oxygène intra-pulmonaire. Cela lui fait donc une nouvelle réserve de 50 cc. d'oxygène, qui pourra lui assurer encore 3′30″ environ d'existence ; ce qui, ajouté aux 2′30″ ajoutées précédemment, lui donne une réserve d'oxygène capable d'entretenir les combustions pendant six minutes. Or, c'est précisément ce chiffre que nous avons donné comme résistance moyenne à l'asphyxie dans l'air.

ASPHYXIE SOUS L'EAU. — Passons maintenant à l'étude de l'asphyxie sous l'eau. La manière dont se comporte le canard submergé est tout autre que celle du canard à trachée liée. Tandis que celui-ci se débat, fait de grands efforts d'inspiration, celui-là, au contraire, reste absolument immobile, ne respire

---

(1) Gréhant, cité d'après Richet. Art. *Asphyxie* du Dictionnaire de physiologie.

(2) Richet et Langlois. — Dosage des gaz dans l'asphyxie du canard (compte rendu *Société de biologie*), 1898, p. 718.

pas, et émet parfois des bulles d'air qui s'échappent en plus ou moins grand nombre de ses naseaux. Dans ce cas, *P. Bert* (1) a trouvé comme maximum de résistance 7′ — 7′30″ — 8′16″ — 10′ — 15′, soit une moyenne de 11′17″. *Richet* (2) nous donne une moyenne de 9′30″. Et nous même, dans une série d'expériences, avons trouvé des survies après 7′ — 7′30″ — 8′ — 9′ — 9′30″ — 10′ — 11′ — 11′30″ — 12′ — 13′, soit encore une moyenne d'environ 10′. Si nous comparons cette moyenne de 10′ au chiffre de six minutes adopté comme résistance moyenne à l'asphyxie dans l'air, nous pouvons émettre cette conclusion que *la submersion augmente environ du double la résistance du canard à l'asphyxie.*

Cette loi est encore vraie si, au lieu de nous baser sur des moyennes, nous nous reportons à des exemples particuliers. Ainsi, un canard qui se mourait dans l'air cinq minutes après la ligature de la trachée survécut facilement à une immersion de 10 minutes, dans une autre épreuve faite le lendemain. Un autre, qui avait supporté, à plusieurs reprises, une immersion de 11′, ne put pas être ranimé par la respiration artificielle 7′ après l'occlusion trachéale. Un autre canard, enfin, qui resta sous l'eau, dans une série d'épreuves, 12′ — 12′30″ — 13′ sans en être troublé le moins du monde, fut pris de convulsions asphyxiques 8′38″ après occlusion de la trachée, et serait mort certainement, si on ne lui eût pratiqué quelques insufflations. Ces cas particuliers vérifient donc la conclusion que nous avons énoncée plus haut, et nous montrent, en outre, que la résistance à l'asphyxie dans l'air augmente parrallèle-

---

(1) P. Bert. — Leçons sur la Physiologie comparée de la respiration, p. 537.

(2) Richet. — De l'influence de l'éducation sur la résistance du canard à l'asphyxie (compte rendu *Société de biologie*), 1898, p. 481.

ment avec la résistance à l'asphyxie sous l'eau, ce que nous synthétisons dans le tableau suivant, en y ajoutant un quatrième exemple.

	Résistance à l'air libre	Résistance sous l'eau
1er canard. . .	5′	10′
2e canard. . .	7′	11′
3e canard. . .	7′30″	9′ — 11′ — 12′
4e canard. . .	8′30″	12′ — 12′30″ — 13′

Cependant, *la résistance plus grande à l'asphyxie dans la submersion n'est pas un phénomène général chez le canard.*

Sur certains canards, la submersion ne paraît avoir aucune influence sur la durée de l'asphyxie. Tel canard qui est pris de convulsions après six minutes d'occlusion trachéale est mourant au bout du même temps de séjour sous l'eau. La longue résistance à la submersion est, pensons-nous, un fait particulier, que l'on observe seulement chez les canards vivant au voisinage de l'eau. Nous avons observé, en effet, que les canards de basse-cour sont de très mauvais exemples pour étudier le problème qui nous occupe. Il semble donc que nous nous trouvions, chez ces animaux, en présence d'un phénomène d'adaptation au milieu.

INFLUENCES DE CERTAINES CONDITIONS SUR LA RÉSISTANCE

A LA SUBMERSION

Influence de l'éducation et de l'occlusion de la trachée dans la submersion. — *M. Richet* (1), frappé de ces différences de résistance chez les canards, a été amené à conclure que cette variabilité était causée par la plus ou moins grande faci-

_____

(1) Richet. — De l'influence de l'éducation sur la résistance du canard à l'asphyxie (compte rendu *Société de biologie*), 1898, p. 481.

lité avec laquelle les animaux peuvent tenir leur glotte fermée et, par suite, empêcher l'eau de pénétrer dans leurs poumons. Dans les comptes rendus de la Société de biologie, il a annoncé qu'en éduquant des canards, en les plongeant à maintes reprises sous l'eau, ceux-ci ne lâchaient leur air que le plus tard possible, en profitaient jusqu'au bout et, par suite, résistaient facilement 12' — 15' — 17'. Ou, mieux encore, il suffisait de les plonger dans l'eau en leur liant la trachée, pour prolonger leur survie jusqu'à 20' — 20'45'' — 22'35'' — 25' — 27' même dans un cas. Nous n'avons pas étudié le phénomène d'éducation, mais nous avons étudié celui de la submersion avec occlusion trachéale, et nos expériences ne concordent pas avec celles de M. Richet.

Pour plus de commodité, nous en avons consigné les résultats dans le tableau suivant :

	Résistance à la submersion sans occlusion trachéale	Résistance à la submersion avec occlusion trachéale
1ᵉʳ canard.	7'30''	7'30''
2ᵉ canard.	11'	10'
3ᵉ canard.	13'	12'
4ᵉ canard.	10'45''	11'
5ᵉ canard.	6'	6'

D'où provient cette discordance entre nos expériences et celles de M. Richet? Deux hypothèses sont également admissibles. Ou bien nos canards, à l'encontre de ceux de M. Richet, avaient le pouvoir de tenir leur glotte fermée jusqu'aux dernières limites de l'asphyxie, ou bien les canards à trachée liée et submergés de M. Richet, qui résistaient 20' — 22' — 25' —, auraient pu supporter une submersion tout aussi longue sans ligature de la trachée.

Et il nous est bien permis de faire cette supposition, puisque

M. Richet a négligé de nous dire quelle était la résistance ordinaire de ces mêmes animaux à la submersion. Pour notre part, nos expériences aidant, nous penchons vers cette dernière hypothèse et pensons que la ligature de la trachée ne peut augmenter considérablement la résistance à l'asphyxie.

Influence de la pression barométrique. — M. Richet (1) a étudié l'influence sur l'asphyxie de la pression augmentée, en plongeant ses animaux à des profondeurs d'eau différentes. Ses conclusions sont que c'est à partir de 7 atmosphères que la pression barométrique ou la décompression ont une influence offensive sur la résistance à l'asphyxie par submersion.

Influence de l'âge. — Fait qui paraîtra assez extraordinaire, si l'on réfléchit que les animaux jeunes sont très résistants à l'asphyxie, M. Richet (2) a trouvé qu'un jeune canard de trois jours ne résistait qu'une minute à la submersion. Un autre canard de 8 jours mourut au bout de 1′ 35″. M. Richet attribue cette diminution de résistance à la déperdition énorme de chaleur que la submersion fait subir à ces jeunes animaux. Mais ne pourrait-on pas penser aussi que les jeunes canards, non encore éduqués, ne savent point retenir leur respiration et meurent par introduction de l'eau dans leurs voies pulmonaires ?

Influence de la température. — M. Richet (3) a montré que la température de l'eau exerçait une influence très notable

---

(1) *Journal de physiologie*, t. I, p. 646.
(2) *Ibidem*, p. 64.
(3) Richet. — *Ibid.*, p. 648.

sur la durée de l'asphyxie. Il y aurait un optimum de température entre 20° et 25° environ. Au dessus, la résistance dimi-
nuerait. «... Si on les plonge dans une eau plus chaude 30°
ou 35°, ils s'agitent énormément et l'asphyxie est plus rapide. »
Nous avons étudié l'influence de l'eau aux environs de 40° et
la durée de l'asphyxie nous a paru diminuer dans des proportions très notables. Et nous n'attribuons point cela à l'agitation de l'animal, qui restait dans tous les cas absolument
immobile, mais bien plutôt à la température élevée du liquide
impuissante à produire une apnée durable, véritable cause,
nous le verrons plus tard, de la résistance à la submersion.

Exemple : Un canard meurt au bout de 5′ dans l'eau chaude,
alors qu'il pouvait résister 7′ dans l'eau à la température am-
biante. Un autre est mort au bout de 7′ 30″, qui résistait facilement 9′ dans l'eau froide.

Influence de la portion de corps immergée. — On prend un
canard qui, avec occlusion de la trachée, pouvait supporter
sans danger une submersion de 9 et 10 minutes. On lui ferme
la trachée et on le plonge aussitôt dans l'eau, mais en ayant
soin de laisser émerger la tête et la nuque. La mort survient
au bout de 5 minutes. Un autre canard qui avait résisté à des
submersions de 6′ — 6′ 30″ — 7′ est pris de convulsions asphyxiques trois minutes après qu'on l'eût plongé sous l'eau
avec la trachée liée, mais ici encore en laissant émerger la
tête.

En revanche, il suffit de faire plonger seulement le bec, y
compris les naseaux, pour que la résistance ait lieu. Un canard
ainsi traité a résisté facilement 9′ — 10′ — 12′ — 13′, alors
qu'en lui plongeant le corps, la tête exceptée et en obturant la
trachée, il asphyxiait au bout de six minutes.

Influence de certains poisons et de la section des vagues. —
Nous ne nous appesantirons guère sur ce chapitre que
nous nous proposons de développer plus loin. Nous dirons
seulement que l'atropine, poison accélérateur du cœur, diminue la résistance à la submersion, tandis que la digitaline, au
contraire, l'augmenterait (Ch. Richet). (1)

Nous même avons sectionné les vagues sur un canard que
l'on pouvait submerger 9′ sans danger; la mort est survenue
au bout de 5′ environ.

Influence de l'ablation des hémisphères. — Nous avons enlevé
les hémisphères cérébraux d'un canard, qui résistait normalement dix minutes à l'asphyxie sous l'eau. Après l'avoir suffi-
samment laissé reposer, on le submerge à nouveau, et on le
retire encore vivant au bout de onze minutes. Il semble donc,
de ce chef, que l'animal ait acquis une légère résistance à l'asphyxie, ce qui s'explique facilement si l'on songe qu'un
canard à hémisphères enlevés se débat moins et, par suite,
consomme moins d'oxygène qu'un canard normal.

En tous cas, cette expérience nous démontre que la résistance à l'asphyxie n'est pas un phénomène d'ordre psychique,
mais bien le résultat d'un réflexe dont nous essayerons tout à
l'heure de préciser les origines.

Les conclusions que nous pouvons tirer de ce chapitre sont
donc les suivantes :

La submersion double la résistance à l'asphyxie chez le
canard.

Cette loi n'est vraie qu'autant qu'elle s'adresse à des canards
habitués à plonger.

_____

(1) Ch. Richet — Influence de l'atropine sur la durée de l'asphyxie chez le canard (*Bulletin Société de biologic*), 1894, p. 789.

Les animaux qui résistent le plus à l'asphyxie sous l'eau sont précisément ceux qui résistent le plus à l'asphyxie dans l'air.

Cette résistance n'est pas d'ordre volontaire, puisque l'ablation des hémisphères ne la diminue pas, mais elle est manifestement la conséquence d'un réflexe dont le point de départ se trouve principalement, d'après les expériences d'immersion partielle relatées plus haut, dans l'excitation par l'eau de certaines terminaisons nerveuses du bec et de la tête.

CHAPITRE II

DES PHÉNOMÈNES RESPIRATOIRES QUI ACCOMPAGNENT
LA SUBMERSION

Nous nous sommes efforcé de rechercher dans ce chapitre quelle influence la submersion pourrait bien exercer sur le rythme respiratoire du canard. Cette étude ne nous semble point déplacée ici, et nous pensons qu'elle nous sera plus tard d'une grande utilité pour expliquer la résistance à l'asphyxie sous l'eau. Pour cela, nous avons placé autour du thorax de l'animal un pneumographe double relié à un tambour enregistreur de Marey.

L'animal fut saisi délicatement et plongé progressivement dans l'eau, le corps en premier lieu.

Le tracé respiratoire subit aussitôt certaines modifications, et, dès que le corps est immergé en entier, les mouvements respiratoires, qui normalement étaient de 36 par minute, tombent aussitôt à 25, comme on peut s'en rendre compte en examinant la *fig*. 1.

Continuons à submerger l'animal jusqu'à faire affleurer la nuque, le nombre des respirations devient encore plus restreint et nous n'en comptons plus que dix dans un intervalle de 30 secondes.

Dans d'autres expériences, en arrivant au niveau de la nuque,

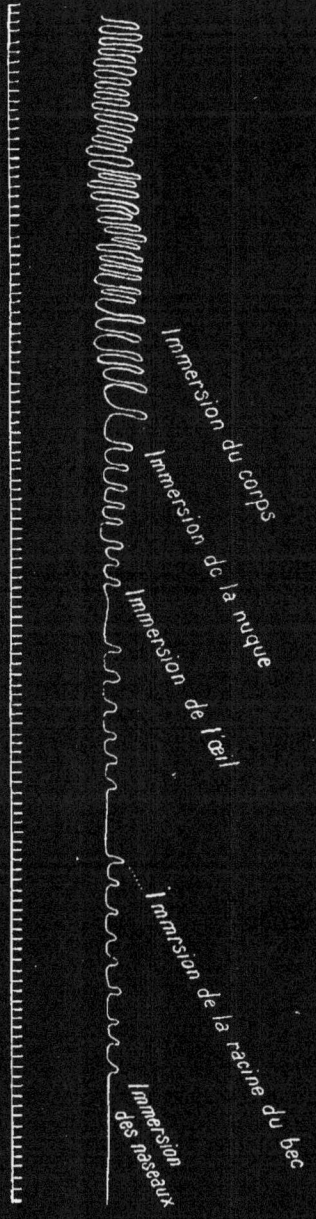

Fig. 1.

Immersion du corps
Immersion de la nuque
Immersion de l'œil
Immersion de la racine du bec
Immersion des naseaux

Tracé respiratoire d'un canard plongé sous l'eau, le corps en premier lieu

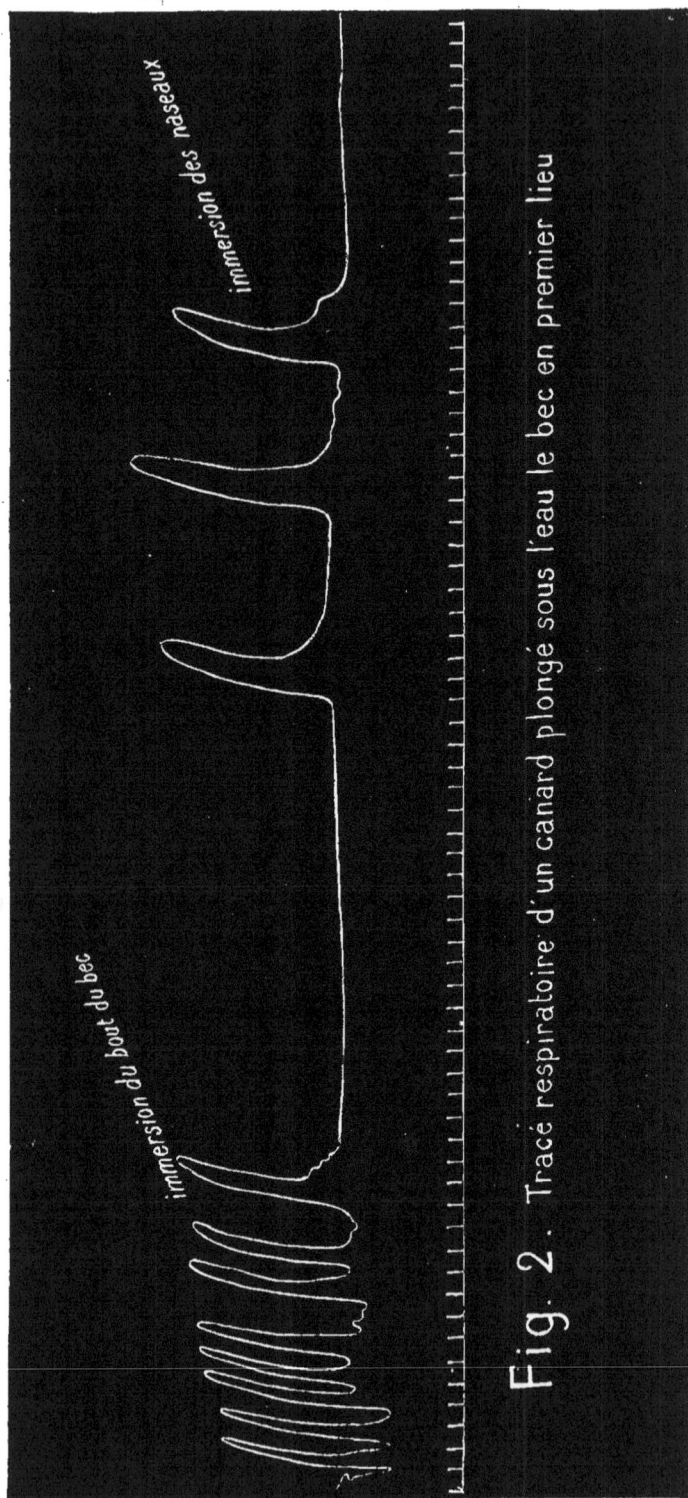

immersion du bout du bec

immersion des naseaux

Fig. 2. Tracé respiratoire d'un canard plongé sous l'eau le bec en premier lieu

nous avons souvent remarqué des arrêts de la respiration prolongés durant quelquefois jusqu'à 1 ou 2 minutes.

En poursuivant l'expérience et en arrivant au niveau des yeux et de la racine du bec, le ralentissement s'accuse de plus en plus et aboutit enfin à un arrêt complet et permanent de la respiration dès que les naseaux sont immergés.

Faisons maintenant l'expérience inverse. Plongeons lentement et toujours progressivement notre canard, le bec en premier lieu. En se reportant à la *fig.* 2, on peut voir qu'il suffit de tremper le bout du bec dans l'eau pour obtenir un arrêt respiratoire de plusieurs secondes.

Bientôt surviennent deux ou trois rares inspirations, mais ce n'est que lorsque les naseaux sont à leur tour immergés que la respiration est complètement abolie. Et tant que l'animal restera la tête sous l'eau, tant qu'il résistera à l'asphyxie, c'est-à-dire pendant 6, 7, 8, 10, 12, 13 minutes, le tracé ne nous indiquera jamais aucun mouvement respiratoire ; il n'y aura de la part de l'animal aucun effort pour respirer. Si l'on atteint, cependant, les limites extrêmes de la résistance, on le verra faire quelques légères inspirations qui ne parviendront pas encore à faire entrer de l'eau dans les poumons parce que la glotte est fortement obturée. C'est le moment de le retirer si l'on ne veut pas le voir périr, et aussitôt la respiration reprend, large, profonde et accélérée.

Nous nous sommes demandé ensuite si la volonté n'interviendrait pas pour agir sur la respiration. Aussi, dans une deuxième série d'expériences, avons-nous opéré sur des canards à hémisphères enlevés ou sur des canards anesthésiés par le chloroforme.

Les mêmes phénomènes se sont toujours produits, dans le même ordre et avec plus de régularité si c'est possible.

Nous sommes donc en droit de conclure que la surface du

corps tout entière, mais surtout la tête, depuis la nuque jusqu'à l'extrémité du bec et principalement les naseaux, sont
l'origine d'un réflexe puissant provoqué par le milieu liquide,
et ayant pour but de mettre l'animal dans une apnée profonde
et prolongée, lui enlevant ainsi tout besoin de respirer pendant
la durée de la submersion.

Revenons maintenant à nos deux tracés et examinons-les
de plus près. Nous pourrons voir que l'animal, au moment où
l'eau va atteindre ses naseaux et où, par conséquent, il va être
privé d'air, ne fait jamais de grands mouvements respiratoires
pour emmagasiner plus d'oxygène dans son sang. Il ne se
met même pas en inspiration ; c'est toujours en expiration ou
en demi-expiration qu'il paraît entrer en apnée. Bien différente
donc est cette apnée que nous observons chez le canard de
celle que l'on peut provoquer sur soi-même en faisant une série de fortes inspirations, de celle que l'on peut provoquer
chez un animal quelconque en ventilant largement ses poumons.

Cette apnée est assez particulière pour que l'on s'y arrête
un instant.

Nous ne saurions mieux faire que de rapporter ici quelques
lignes ayant trait à ce sujet, et que nous extrayons de l'article *Apnée* du Dictionnaire de Physiologie :

L'apnée ou absence de respiration n'est pas un phénomène
nouveau. *Galien* la connaissait et en parle dans son « De locis
affectis ». *Hook* en 1667 réussit à mettre un chien en apnée
devant la Société royale de Londres. *Rosenthal,* le premier,
donne une explication de ce phénomène. Pour lui, c'est la
composition gazeuse du sang qui commande aux mouvements
respiratoires.

L'acide carbonique est l'excitant et le régulateur normal des
centres bulbaires en général et du centre respiratoire en par-

ticulier. Que le sang qui baigne le bulbe devienne riche en O ou pauvre en CO_2 c'est-à-dire que l'excitant normal CO_2 vienne à manquer, ces centres suspendent leur action et l'animal cessera de respirer ; il sera en apnée. Cette théorie chimique de l'apnée a été vivement attaquée. *Paul Hering* montra que chez le chat en apnée le sang ne contenait pas plus d'oxygène que normalement. *Hoppe Seyler*, d'autre part, fait remarquer que la teneur en oxygène du sang artériel varie dans des limites très larges, sans qu'on observe des variations correspondantes du rythme respiratoire. *Marckwald* dit que la respiration peut persister alors que la circulation est arrêtée complètement au niveau des centres bulbaires. Il affirme que la régulation normale de la respiration ainsi que l'apnée n'a rien à voir avec les gaz du sang. *Léon Frédéricq*, dans son article « Apnée » du dictionnaire de Physiologie, s'exprime ainsi : « Il me semble « que l'objection la plus sérieuse que l'on puisse faire à la « théorie chimique de l'apnée, c'est que l'insufflation d'un « mélange gazeux relativement pauvre en oxygène et riche en « CO_2 peut amener l'apnée, tant que les pneumogastriques « sont intacts et que par contre, lorsque ces nerfs sont coupés, « l'aération la plus énergique des poumons, pratiquée avec « de l'air frais, ne la produit pas toujours. » Pour *Brown Sequard*, l'intégrité des pneumogastriques est nécessaire à l'expérience de l'apnée et l'insufflation la détermine plutôt par action mécanique que par action chimique. *Knoll*, lui aussi, avait remarqué que si l'on provoque l'apnée chez un animal à pneumogastriques intacts, cette apnée se prolonge bien au delà du temps pendant lequel on peut admettre une suroxygénation du sang. En somme tous ces auteurs sont dans le vrai. La plupart n'ont qu'un tort, c'est de vouloir expliquer par un seul et même mécanisme un phénomène qui relève de plusieurs, et l'on peut dire que l'influence exercée sur le centre

respiratoire par le sang suroxygéné pour amener l'apnée se
combine avec une action adjuvante émanée des fibres centripètes du pneumogastrique.

Aussi *Miesher-Rüsh* distingue-t-il avec raison plusieurs
apnées. Une « apnœa vera » d'origine chimique par diminution
de l'acide carbonique du sang : c'est l'apnée de Rosenthal ; et
une « apnœa vagi », c'est-à-dire l'apnée mécanique obtenue
par insufflation pulmonaire. A cela il faut ajouter encore l'apnée nerveuse créée par *Danilewski*. C'est l'apnée obtenue par
l'excitation des laryngés, des fibres nasales du trijumeau et
de la queue du corps strié. Dans cette dernière catégorie, nous
rangerons l'apnée que nous observons chez le canard. Par sa
persistance et sa longue durée, elle mérite d'y prendre la
première place.

Quelles sont les voies du réflexe apnéique ? — Ayant remarqué que le bec était surtout l'origine du réflexe apnéique, il
était juste de se demander quelles en étaient les principales voies
centripètes. Nous avons alors, sur un canard écérébré, fait
l'expérience suivante. Section des deux nerfs maxillaires infé-
rieurs, des deux nerfs maxillaires supérieurs, des deux ophtal-
miques et des deux rameaux naseaux. Immersion de l'animal.
Le réflexe parait n'avoir été modifié en rien par ces opérations
successives et la respiration s'arrête tout aussi bien qu'auparavant lorsque l'eau affleure les naseaux.

Il faut donc admettre nécessairement que d'autres rameaux
sensitifs, tels que les filets de la bouche ou du pharynx, provenant du glosso-pharyngien, ou tels que les filets cutanés,
provenant des premières paires cervicales, peuvent suffire à
eux seuls pour produire le réflexe dans sa plus parfaite intégrité.

CHAPITRE III

RYTHME CARDIAQUE ET ASPHYXIE

Chaque fois que nous immergions un canard sous l'eau, nous pouvions sentir avec la main un ralentissement considérable des battements du cœur.

Ce phénomène ouvrait le champ à plusieurs hypothèses. On pouvait se demander tout d'abord si ce ralentissement ne serait point purement et simplement d'origine asphyxique.

Ou bien encore, si le contact du milieu liquide avec la surface cutanée ne serait point l'origine d'un réflexe ayant pour conséquence d'arrêter le cœur. C'est vers cette hypothèse que penche M. Ch. Richet (1).

Ce ralentissement, enfin, ne serait-il pas en rapport avec l'apnée ? Le centre respiratoire cessant de fonctionner, le centre modérateur cardiaque redoublerait d'activité. Et alors, ce serait un cas particulier des influences réciproques, actuellement bien connues, qu'exercent entre eux les différents noyaux bulbaires.

Avant de résoudre chacune de ces trois questions, il nous a paru intéressant d'étudier de plus près cet énorme ralentissement du cœur, de le bien mettre en évidence sans rien préju-

---

(1) Ch. Richet. — *Journal de physiologie*, t. 1, p. 645.

ger de son origine et de son influence sur la résistance à l'asphyxie, et de le comparer avec le ralentissement du cœur d'un autre animal, plongé sous l'eau lui aussi, le lapin par exemple.

I. — Pression artérielle chez le Canard submergé.

Chez un canard du poids de 2000 grammes. On prépare la carotide à la base du cou en ayant soin de ne pas déchirer les sacs aériens, et on y introduit une canule à pression artérielle de Fr. Franck. La pression sanguine et son tracé sont recueillis à l'aide du manomètre métallique de Marey. Nous commençons d'abord par prendre un tracé normal du pouls. En jetant les yeux sur la fig. 3, nous pouvons voir que le cœur se contracte environ 250 fois par minute ; la pression normale oscille entre 17 et 18 cm. de mercure.

Maintenant, immergeons l'animal, ou mieux, pour la commodité de l'expérience, plongeons seulement la tête sous l'eau, puisque nous savons que dans ce cas la résistance est la même que si tout l'animal était immergé.

Dès que les naseaux affleurent l'eau, le cœur se ralentit. Ce ralentissement est immédiat et ne se fait pas attendre. De plus, il est progressif et, vers la fin de la première minute, devient assez considérable.

Le cœur, qui tout à l'heure se contractait 250 fois par minute, ne se contracte plus que 36 fois dans cette première minute, 12 fois dans la seconde, 14 fois dans la troisième. Le cœur paraît alors arrivé à une période où il ne peut plus guère ralentir son rythme. Si nous considérons comme définitif ce ralentissement des deux dernières minutes, nous voyons que, le cœur se contractant 26 fois dans ces deux minutes, cela nous donne une moyenne de une pulsation toutes les quatre secon-

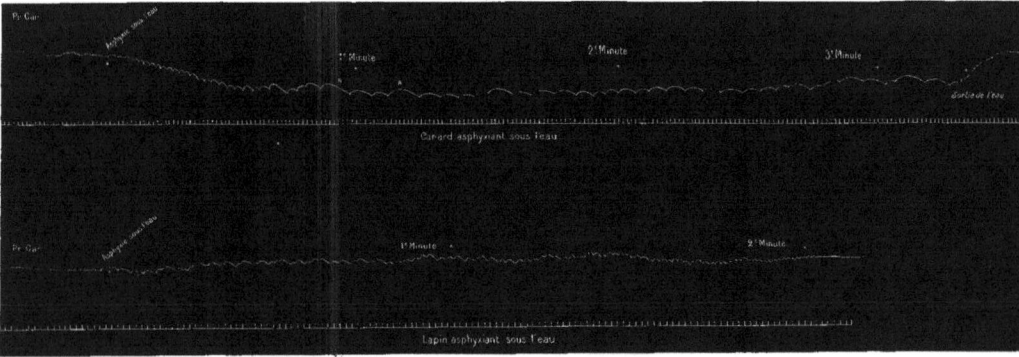

des et demie environ. Remarquons, cependant, que certaines contractions cardiaques, celle que j'ai indiquée par la lettre A, par exemple, demandent bien six secondes pour s'accomplir.

Qu'est devenue la pression pendant cet énorme ralentissement ? Eh bien, contrairement à ce que l'on pourrait croire, elle n'a pas baissé considérablement. De 17 à 18 cm. qu'elle était, au début de l'expérience, elle a oscillé entre 14 et 15 sans jamais descendre au dessous. Ces contractions prolongées, ces coups de pompe à énergie soutenue du cœur sont suffisants pour maintenir la pression moyenne à un niveau très peu inférieur à la normale.

Au bout de 3 ' 30 " nous avons sorti l'animal de l'eau. Aussitôt la pression revient à sa valeur primitive et le cœur repart avec une étonnante rapidité de 800 pulsations par minute.

C'est la première fois, à notre connaissance, que l'on signale ou, du moins, que l'on montre par un tracé ce ralentissement considérable du cœur chez le canard submergé.

Comparons maintenant ce tracé avec un tracé obtenu en asphyxiant un lapin sous l'eau.

Aussitôt que l'animal est immergé et que la trachée est obturée, le ralentissement du cœur devient évident ; mais il n'a ni l'ampleur, ni la régularité de celui obtenu chez le canard. De 240 pulsations que nous présentait le tracé avant l'asphyxie, le chiffre tombe à 42 pendant la première minute, 60 pendant la deuxième minute ; au delà le cœur repart avec rapidité, la mort est proche.

La moyenne du ralentissement chez le lapin est donc d'une pulsation par seconde environ, tandis que chez le canard nous avons trouvé une moyenne d'une pulsation toutes les quatre secondes et demie et souvent nous avons observé des pulsations qui mettaient six secondes à s'accomplir.

De l'examen de ces deux tracés, il résulte donc que le canard a le pouvoir de ralentir son cœur cinq fois plus que le lapin. Ceci posé, passons à l'étude de chacune des trois questions que nous nous sommes posées au début de ce chapitre.

II. — LE RALENTISSEMENT DU CŒUR EST-IL SEULEMENT D'ORIGINE ASPHYXIQUE ?

Pour le savoir, il est une chose bien simple à faire, c'est de comparer les deux tracés du pouls obtenus en asphyxiant successivement le même canard dans l'air et sous l'eau. Si les deux tracés diffèrent, si le tracé obtenu sous l'eau est plus ralenti que celui obtenu dans l'air, il faudra nécessairement en conclure que le ralentissement du cœur dans la submersion n'est pas seulement d'origine asphyxique, mais reconnaît encore une autre cause. Préparons comme précédemment un canard pouvant résister 12' à la submersion sans être le moins du monde incommodé. Asphyxions-le tout d'abord dans l'air par obturation de la canule trachéale, nous obtenons le tracé supérieur de la *Fig. 4*. Le cœur, qui battait à 240 pulsations par minute, se ralentit ; mais bientôt surviennent quelques violents efforts inspiratoires, et le cœur s'accélère de nouveau pour se ralentir ensuite jusqu'à une nouvelle inspiration. Pendant la première demi-minute, nous pouvons compter 52 pulsations, et 37 pendant la seconde demi-minute.

Asphyxions maintenant notre canard en lui plongeant toute la tête sous l'eau ; le cœur ne tarde pas à se ralentir, mais, ici, le ralentissement est continu et progressif. Là où tout à l'heure nous comptions 52 et 37 pulsations, nous n'en comptons plus ici que 28 et 14. Cette expérience nous permet donc de conclure avec fermeté que, dans l'asphyxie sous l'eau, le cœur est

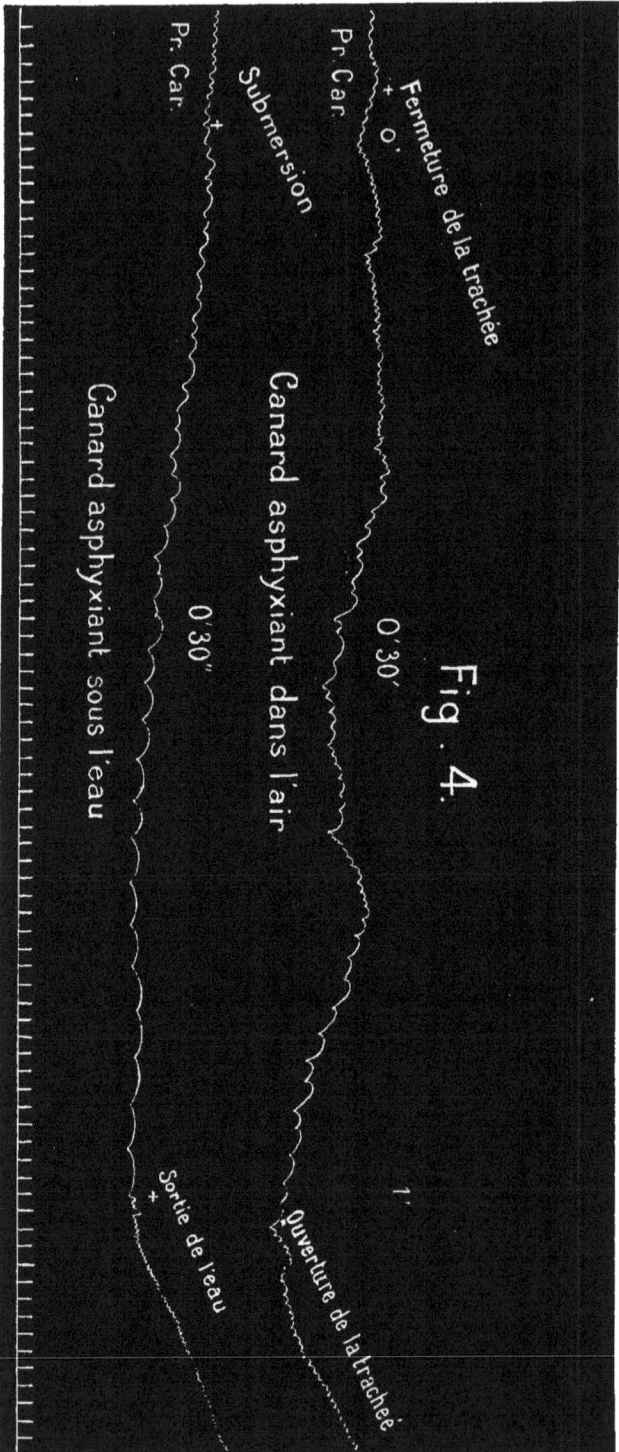

Fig. 4.

bien plus ralenti que dans l'asphyxie à l'air libre, et qu'il faut nécessairement admettre une cause de ralentissement autre que l'action de CO^2 sur les centres bulbaires.

III. — LE RALENTISSEMENT DU CŒUR EST-IL PRODUIT DIRECTEMENT PAR LE CONTACT AVEC LE MILIEU LIQUIDE ?

Si le ralentissement du cœur est le résultat d'un réflexe direct de l'eau sur le centre modérateur cardiaque, nous devons nous attendre à ce que ce réflexe se produise encore chez un canard auquel on pratique la respiration artificielle, et dont on plonge la tête sous l'eau.

Supposons en effet que dans ces conditions, le tracé du pouls nous indique un ralentissement du cœur à partir du moment où nous avons submergé l'animal ; nous n'irons certainement pas penser à un ralentissement d'origine asphyxique, puisque l'animal est plutôt saturé d'oxygène du fait de la respiration artificielle, et nous serons amené à admettre une influence directe du liquide sur le centre modérateur cardiaque par les fibres centripètes du bec et des naseaux.

Si le tracé, au contraire, ne nous indique aucun ralentissement, force nous sera d'en déduire que le fait de plonger l'animal sous l'eau n'est pas suffisant à lui seul pour amener l'arrêt du cœur.

C'est précisément ce que vient nous démontrer l'expérience. Sur un canard trachéotomisé, prenons la carotide, et inscrivons la pression artérielle. Ensuite, par l'intermédiaire de sa canule trachéale, insufflons-lui une quantité d'air suffisante pour entretenir ses échanges. L'animal, dans ces conditions, ne fait plus que des mouvements respiratoires très rares et très éloignés.

Or, on a beau plonger la tête dans l'eau. la ressortir, la replonger de nouveau, le tracé du pouls n'accuse absolument aucun changement ; le rythme cardiaque est toujours uniformément accéléré.

Conclusion : le ralentissement du cœur n'est pas produit par le contact direct avec le milieu liquide. Etudions maintenant la troisième hypothèse.

IV. — Rapport entre le ralentissement du cœur et l'apnée.

Le ralentissement du cœur serait-il fonction de l'apnée? Pour le savoir, on prend la pression artérielle d'un canard muni d'une canule trachéale, et on submerge l'animal. Dès que le ralentissement du cœur apparaît avec évidence, on sort le canard de l'eau, tout en mettant sa canule trachéale en communication avec une cloche contenant de l'hydrogène pur.

En jetant les yeux sur la *figure 5*, nous voyons qu'à la première bouffée d'hydrogène, au premier mouvement respiratoire, le cœur se remet à battre avec rapidité et la pression s'élève comme si l'animal aspirait de l'air frais. Voici comment, selon nous, il faut interpréter cette expérience.

Lorsque l'animal est plongé sous l'eau, il entre en apnée, son centre modérateur cardiaque bénéficie de l'énergie laissée disponible par le centre respiratoire, il entre en activité et le cœur ralentit son rythme.

Mais si nous sortons l'animal de l'eau, l'apnée disparaissant, le centre respiratoire reprend son activité, tandis que, le centre modérateur perdant la sienne, le cœur accélère sa marche, quoique l'animal ne respire que de l'hydrogène, quoiqu'il asphyxie, en un mot.

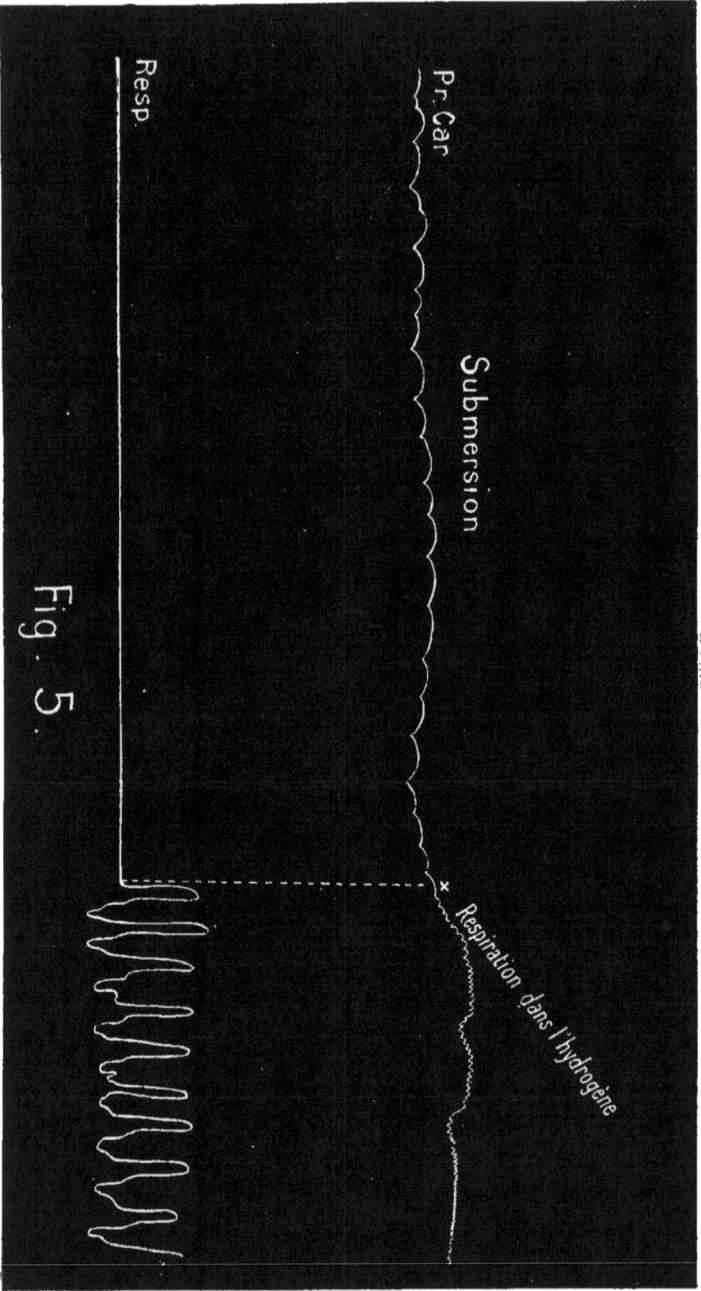

Fig. 5.

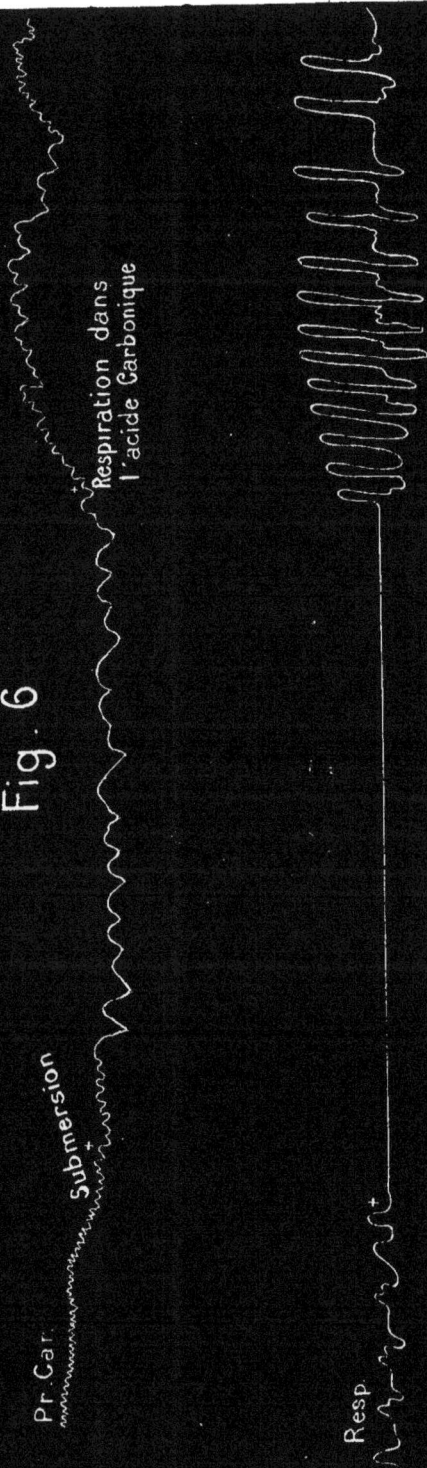

Fig . 6

Mais ici une objection peut être soulevée. On pourrait faire observer avec raison que l'animal, respirant dans de l'hydrogène, n'absorbe pas d'oxygène il est vrai, mais se débarrasse de l'acide carbonique contenu dans son sang et ses poumons. Respirant dans de l'hydrogène, il est, en somme, à l'égard de son CO_2, comme s'il respirait dans de l'air pur. Il est donc permis de croire que la reprise des battements du cœur est due non à la disparition de l'apnée, mais à ce que le CO_2, excitant du centre modérateur cardiaque, s'élimine dans la cloche à hydrogène.

Pour parer à cette objection, qui est fondée, nous avons eu recours à l'expérience suivante. Le même canard, après un repos suffisant, va nous resservir. On lui plonge la tête sous l'eau et on obture la canule trachéale avec une pince à forcipressure. Nous voyons aussitôt, *fig. 6*, le cœur se ralentir. Mettons maintenant la canule trachéale en rapport avec une cloche remplie de CO_2 pur, enlevons la pince à forcipressure et sortons l'animal de l'eau. Il se met aussitôt à faire de grands mouvements respiratoires, le cœur repart et la pression s'élève. Pour ne pas tuer l'animal, nous interrompons aussitôt l'expérience. Dans ce cas, on ne nous objectera pas que l'animal se débarrasse de l'acide carbonique contenu dans son organisme, puisqu'il en aspire une grande quantité pure et sans mélange. Il est vrai que dans ce cas le cœur ne repart pas avec un rythme aussi précipité que dans l'expérience précédente avec l'hydrogène, mais on ne pouvait guère s'y attendre non plus, étant donné l'influence excitante de CO_2 sur le centre modérateur cardiaque.

Nous croyons donc l'objection levée et avons le droit de conclure, semble-t-il, que l'accélération du cœur est due à la suppression de l'apnée.

L'expérience suivante en contient également une démonstration évidente.

Chez un canard, on prend et on inscrit la pression artérielle. Une ligature solide est posée sur la trachée et on submerge aussitôt la tête de l'animal. Le ralentissement du cœur
ne tarde pas à se marquer avec la plus grande netteté, *fig.* 7.
Sortons alors la tête de l'eau, sans enlever la ligature
placée sur la trachée. L'animal fait aussitôt de grands efforts
respiratoires et l'on voit le cœur accélérer son rythme. Au bout
d'un instant, plongeons encore l'animal dans l'eau, les efforts
respiratoires cessent et le cœur se ralentit du même coup.

Cette expérience est intéressante à bien des points de
vue. Elle répond d'abord à toutes les objections que nous
avons faites à nos propres expériences. Elle démontre, en effet,
que l'accélération du cœur n'est pas due à l'élimination de
l'acide carbonique, puisque la trachée de l'animal est fermée et
que rien ne peut pénétrer dans les voies respiratoires, ni en
sortir ; elle nous montre encore, une fois de plus, la différence
frappante qui sépare l'asphyxie dans l'air de l'asphyxie sous
l'eau. Un simple coup d'œil jeté sur le tracé nous fait voir que
le cœur bat, en effet, deux fois plus vite dans la première con-
dition.

Enfin, elle nous démontre d'une façon absolue que l'accélération du cœur est bien fonction de la reprise des mouvements
respiratoires, de la cessation de l'apnée en un mot.

Cependant, cette dernière expérience prête encore le flanc à
une autre objection.

Chez un canard asphyxiant sous l'eau, nous dira-t-on, le
thorax est au repos. Si on le retire de l'eau, la trachée liée, il
n'en fera pas moins de grands mouvements respiratoires, de
grands efforts pour agrandir sa cage thoracique, lesquels
pourront agir peut-être sur le cœur pour l'accélérer. Bref,
l'accélération du cœur serait d'ordre purement mécanique et
causé par les mouvements de la cage thoracique.

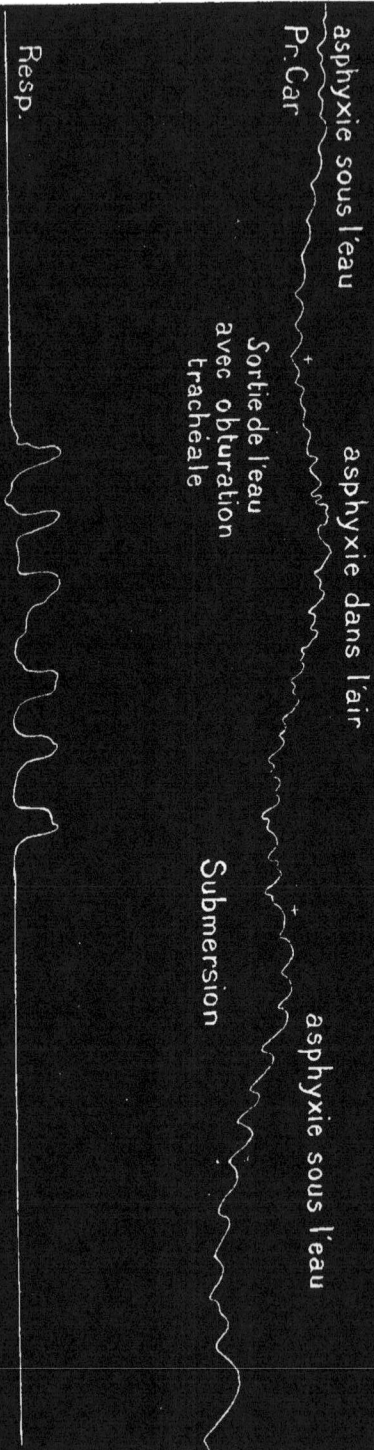

Fig. 7.

asphyxie sous l'eau · Pr.Car · asphyxie dans l'air · asphyxie sous l'eau

Sortie de l'eau avec obturation trachéale · Submersion

Resp.

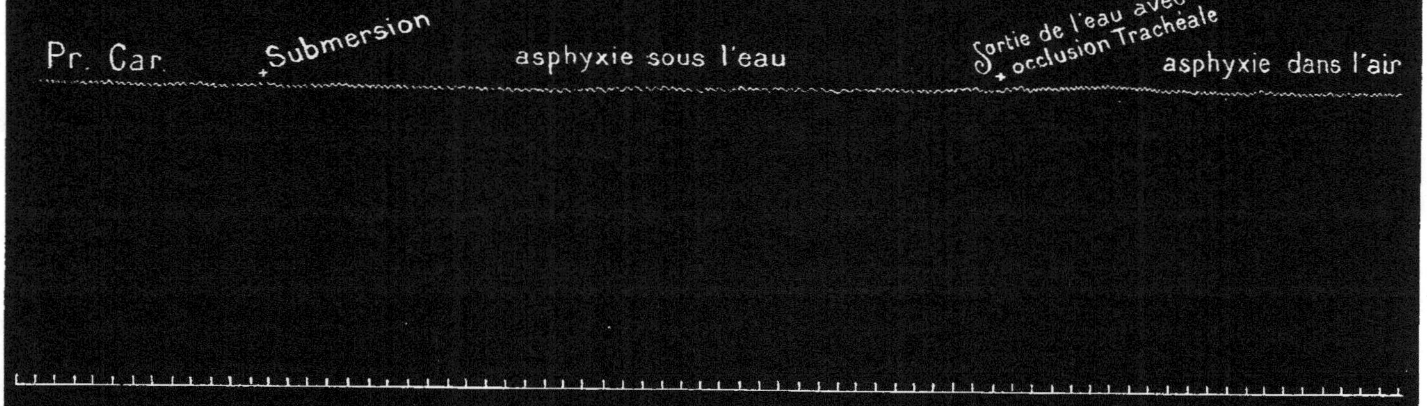

Pr. Car. Submersion   asphyxie sous l'eau   Sortie de l'eau avec
                                                   occlusion Trachéale   asphyxie dans l'air

Fig. 8 . Tracé artériel d'un canard a moelle sectionnée et asphyxiant
successivement sous l'eau et dans l'air.

Il est facile par l'expérience suivante de prouver le non fondé de cette objection.

Prenons la pression artérielle et inscrivons le pouls d'un canard à qui nous venons de faire une section sous-bulbaire de la moelle. Les mouvements respiratoires thoraciques sont abolis tandis que ceux de la face persistent. Plongeons alors la tête de l'animal dans l'eau. Les mouvements respiratoires de la face, les mouvements d'ouverture du bec disparaissent, car l'animal entre en apnée ; le cœur se ralentit du même coup et nous obtenons le tracé *fig. 8*. Le ralentissement obtenu n'est pas très beau, car, chez un canard à moelle coupée, la pression baisse considérablement et le tracé du pouls se ressent naturellement de ces conditions hydrauliques défectueuses. Malgré cela, le ralentissement est très visible. Sortons maintenant la tête de l'eau, la trachée étant liée, bien entendu. Le thorax ne se soulève pas et pourtant le cœur accélère son rythme. C'est qu'en effet, l'apnée a disparu, car l'animal s'est mis à faire des mouvements respiratoires du bec très nombreux. Dans cette expérience, il est évident que l'accélération du cœur obtenue en émergeant l'animal de l'eau n'est produite ni par l'élimination de l'acide carbonique, puisque la trachée est liée, ni par l'action des mouvements respiratoires sur le cœur, puisque ces derniers sont abolis.

La réciproque de l'une au moins de nos expériences s'imposait. Nous avons démontré que chez un animal en apnée par submersion, auquel nous permettions à un moment donné de respirer librement dans l'acide carbonique, l'accélération du cœur accompagnait la reprise des mouvements respiratoires. Inversement, il fallait démontrer que chez un canard, à canule trachéale obturée, asphyxiant dans l'air, et, par suite, ne présentant pas le phénomène de l'apnée, le fait de le laisser respirer dans CO_2 ne produisait pas d'accélération.

On inscrit le pouls d'un canard muni d'une canule trachéale. On obture cette dernière pour faire asphyxier l'animal dans l'air ; sous l'influence de CO_2, le cœur se ralentit, comme dans toute asphyxie. Au bout de quelques instants, mettons la canule trachéale en rapport avec une cloche remplie de CO_2 et faisons y respirer l'animal. Le tracé ne nous indique absolument aucun changement. Pas d'élévation de la pression, pas d'accélération du cœur.

CONCLUSIONS. — D'après tous ces faits, il nous semble bien que nous sommes en droit de conclure que le ralentissement du cœur dans l'asphyxie sous l'eau n'est pas seulement dû à l'action excitante de CO_2 sur le centre respiratoire, mais qu'il est, en outre, intimement lié à l'inhibition de ce centre, en un mot, que ce *ralentissement est fonction de l'apnée.*

CHAPITRE IV

DES GAZ PULMONAIRES DANS L'ASPHYXIE
CHEZ LE CANARD

Nous n'avons point entrepris ici de recherches personnelles, MM. Ch. Richet et Langlois (1) ayant fait à ce sujet des expériences assez démonstratives et concluantes pour qu'il soit permis de nous en tenir aux résultats trouvés par eux. Par l'intermédiaire d'une canule trachéale, ils ont recueilli sur une cuve à mercure les gaz pulmonaires de façon à pouvoir doser l'acide carbonique qui se serait dissous trop facilement dans l'eau. Sur un canard qui avait subi une submersion de 25' et qui, par suite, arrivait aux limites extrêmes de l'asphyxie, ils ont trouvé un pourcentage de 13,5 d'acide carbonique et de 2,6 d'oxygène.

Chez un autre canard arrivé à la 27me minute de la submersion, ils ont trouvé 10,2 0/0 d'acide carbonique et 2,7 0/0 d'oxygène. Sur un autre canard ayant reçu de l'atropine, et asphyxiant à l'air libre, on trouva au moment de la mort, c'est-

---

(1) **MM. C. Langlois et C. Richet.** — Des gaz expirés par les canards plongés dans l'eau (compte rendu *Société de biologie*), 1898, p. 483.
Dosage des gaz dans l'asphyxie du canard, *ibidem*, p. 718.
Ch. Richet. — *Journal de physiologie*, t. 1, p. 648.

à-dire au bout de la 5ᵐᵉ minute, 13,8 0ı0 d'acide carbonique et 2,6 0ı0 d'oxygène. Chez un autre canard non atropinisé, mais à trachée ligaturée, on trouva 10,8 p. 100 d'acide carbonique et 3,6 p. 100 d'oxygène.

Moment de la mort	CO^2 0/0	O 0/0
Air pulmonaire à la 25ᵉ minute	13,5	2,6
Air pulmonaire à la 27ᵉ minute	10,2	2,7
Air pulmonaire à la 5ᵉ minute (sans immersion) .	13,8	2,6
Air pulmonaire à la 7ᵉ min. (asphyxie à l'air libre) .	10,8	3,6

Ceci nous prouve plusieurs choses.

D'abord, que le canard est plus apte que tous les autres animaux à pousser le plus loin possible la consommation de son oxygène pulmonaire.

Nous voyons, en effet, dans les expériences précédentes, qu'un canard meurt lorsqu'il ne reste plus dans ses poumons que 2,6 ; 2,7 ; 2,9 ; 3,6 d'oxygène pour 100, soit une moyenne de 2,9 p. 100.

En admettant que la quantité d'air, contenue dans les voies trachéo-pulmonaires, soit de 300 cc., comme cela semble être établi d'après les calculs de Gréhant, le canard a à sa disposition 60 cc. d'oxygène dont il absorbe 50 cc. environ, soit les cinq sixièmes. Ce chiffre est assez extraordinaire si l'on songe que les autres animaux ne peuvent employer que le cinquième de leur oxygène pulmonaire.

Les expériences ci-dessus mentionnées nous prouvent encore que le canard asphyxiant sous l'eau absorbe la même quantité d'oxygène qu'un canard asphyxiant à l'air libre ; mais, tandis que ce dernier la consomme dans l'espace de 5 minutes, le canard submergé, au contraire, ne la consomme qu'en 20, 25, 27 minutes. C'est dire qu'il en absorbe beaucoup moins à la fois et, par suite, qu'il a ralenti ses échanges pulmonaires.

Dans quelles proportions les a-t-il ralentis, c'est ce dont on peut se rendre compte en jetant les yeux sur le tableau suivant, emprunté à M. Ch. Richet. *(Journal de physiologie,* t. I.

Oxygène consommé par le canard submergé	TOTAL		PAR MINUTE	
	p. 100	p. 300	p. 100	p. 300
Dans la 1re minute. . .	9,7	29,1	9,7	29,1
De la 2° à la 6° minute .	3,1	9,3	0,5	1,5
De la 7° à la 27° minute .	5,4	16,2	0,27	0,8

La simple inspection de ce tableau nous montre que le canard qui absorbait 29 cc. 1 d'oxygène pendant la première minute, réduit, à partir de ce moment, sa consommation, de façon à ne plus absorber que 1 cc. 5 par minute, de la 2me à la 6me minute de submersion, et 0 cc. 8 de la 7me à la 27me minute.

Arrivée à ces dernières limites, sa consommation est quarante fois plus faible qu'elle ne l'était pendant la première minute.

Les conclusions de ce chapitre sont donc : 1° que le canard peut pousser excessivement loin l'absorption de l'oxygène contenu dans ses poumons. Il peut en utiliser les $5/6^{mes}$ alors que les autres animaux n'en utilisent que le cinquième.

2° Un canard submergé diminue sa consommation d'oxygène dans des proportions plus considérables que le canard asphyxiant à l'air libre.

CHAPITRE V

MÉCANISME DE LA LONGUE RÉSISTANCE A L'ASPHYXIE
PAR SUBMERSION CHEZ LE CANARD

A l'aide des matériaux amassés dans les précédents chapitres, nous croyons être en mesure de donner une solution au problème que nous nous sommes posé : « Pourquoi un canard, plongé sous l'eau, résiste-t-il plus longtemps à l'asphyxie que dans l'air ? » Cette résistance est fonction d'un assez grand nombre de facteurs que nous allons passer en revue.

I. — Tolérance des tissus du canard envers CO_2.
Leur sobriété en oxygène.

Il faut, avant tout, poser en principe que les tissus du canard, et plus particulièrement les centres nerveux, offrent une tolérance particulière à l'égard de l'acide carbonique ; nous avons vu, en effet, que les canards à trachée liée ne mouraient qu'au bout de 5, 6, 7, 8 minutes d'asphyxie. Ces animaux sont, d'ailleurs, sous ce rapport, en tous points semblables aux jeunes chiens et aux jeunes chats nouveau-nés, dont les tissus, en général, et le système nerveux, en particulier, sont si peu sensibles à l'asphyxie. Il faut admettre, en outre, chez le canard, privé d'air, une très grande sobriété en oxygène, la plus faible provision que lui apporte le courant sanguin lui étant encore suffisante pour entretenir ses combustions.

Tolérance envers CO_2, sobriété à l'égard de l'oxygène. Voilà donc déjà deux raisons qui, retardant considérablement les convulsions agoniques, permettent à l'animal d'absorber la presque totalité de l'oxygène contenu dans ses poumons et dans son sang, et augmentent d'autant sa résistance à l'asphyxie.

Ces deux causes expliquent en partie, mais non en totalité la résistance à l'asphyxie dans la submersion. Il faut demander à l'apnée la véritable clef du problème.

II. — L'APNÉE ET SES CONSÉQUENCES.

C'est par le phénomène de l'apnée, sur lequel nous avons insisté dans les chapitres II et III, que nous allons pouvoir élucider la question.

L'apnée augmente à divers titres la résistance à l'asphyxie :

1° En diminuant le travail musculaire de l'animal ;

2° En ralentissant le chimisme respiratoire ;

3° En ralentissant le cœur.

1° *En diminuant le travail musculaire.* — Nous avons vu qu'un canard à trachée liée se débat, fait de grands mouvements respiratoires, ouvre largement le bec, allonge démesurément le cou dans toutes les directions comme pour aller à la recherche de l'air qui lui manque. Tous ces efforts représentent un certain travail musculaire, et, par suite, une consommation d'oxygène et un dégagement d'acide carbonique et de produits toxiques qui concourent à hâter le moment de la mort.

Le canard plongé sous l'eau, au contraire, étant sous l'influence de l'apnée, ne ressent pas le besoin de respirer ; par suite, son thorax ne se soulève pas convulsivement, il ne s'agite pas, ne se débat point ; en un mot, il observe la plus parfaite tranquillité. Il accomplit donc un travail bien moins considérable que le précédent ; il épargne son oxygène, ne s'intoxique point par une surproduction d'acide carbonique. C'est donc là évidemment une cause de résistance à la submersion qu'on aurait tort de négliger. L'apnée agit encore :

2° *En diminuant les échanges respiratoires.* — Le canard submergé, avons-nous dit, à l'encontre du canard à trachée liée, ne fait pas d'efforts respiratoires, par suite, il ne brasse point son air pulmonaire, ne le met point continuellement sous pression, et, de la sorte, il fait dissoudre dans le sang baignant ses alvéoles une moins grande quantité d'oxygène.

Notons aussi, nous l'avons vu dans le chapitre second, qu'il est en expiration, et que, dans ce cas, la surface pulmonaire étant réduite à sa plus simple expression, il s'ensuivra forcément une absorption moins grande d'oxygène. On sait, en outre, que la quantité de sang qui traverse le poumon en expiration est bien moins considérable que celle qui le traverse pendant l'inspiration. Nouvelle raison pour que le canard en apnée cède moins d'oxygène au torrent circulatoire.

Nous avons aussi montré, par différents tracés, que le cœur chez l'animal submergé était plus ralenti que chez l'animal asphyxiant à l'air libre, par suite, la circulation se fait avec une intensité moindre, une quantité de sang moins grande passe dans le même temps au niveau du poumon lui enlevant une quantité d'oxygène forcément plus faible.

Toutes ces causes réunies aboutissent chez le canard submergé au ralentissement des échanges entre le sang et le poumon. Nous ne devons point considérer ce phénomène comme un fait absolument isolé dans la série animale ; certains animaux, en effet, tels que le chien et le lapin, nous le présentent aussi dans certaines conditions. *Laulanié* (1) a démontré que dans l'asphyxie lente en vase clos, on pouvait observer une diminution de chimisme respiratoire.

« Dans l'asphyxie en vase clos, l'intensité du chimisme res-
» piratoire conserve sa valeur initiale et normale, tant que la
» tension de l'oxygène n'est pas tombée au-dessous de 13-
» 11 0ı0 d'atmosphère et que celle de l'acide carbonique
» n'atteint pas 6 ou 7 0ı0. Ces chiffres marquent la limite des
» altérations de l'air compatible avec l'accomplissement régu-
» lier de l'osmose pulmonaire et des échanges respiratoires.

» Au delà de ces limites, l'intensité de la respiration subit
» une chute croissante qui parcourt les phases suivantes :
» 1° Une phase de diminution brusque qui fait tomber la
» respiration aux quatre cinquièmes de sa valeur normale ;
» 2° Une phase de diminution lente pendant laquelle l'intensité
» de la respiration tend à se maintenir stationnaire ; 3° Une
» phase de diminution uniformément croissante qui fait tomber
» l'intensité du chimisme respiratoire au tiers environ de sa
» valeur initiale et normale. »

Proportion de l'oxygène	20,0 à 11-13 %	10 à 9 %	8 à 7 %	7 à 6 %
Valeur de l'intensité du chimisme respiratoire	1,00	0,75	0,66	0,33

L'apnée agit encore, avons-nous dit :

3° *En ralentissant le cœur.* — M. Richet (2), a montré que

---

(1) Laulanié. — *Archives de physiologie*, 1894, p. 845.

(2) Richet. — Le ralentissement du cœur dans l'asphyxie envisagé comme procédé de défense (*Bullet. Société de biologie*), 1894, p. 243. — Travaux de Laboratoire, 1898, p. 332.

le ralentissement du cœur dans l'asphyxie ordinaire était un moyen de défense employé par l'organisme.

Le cœur du canard submergé nous offre un exemple très frappant de ces ralentissements protecteurs. Et, en effet, du fait d'une contraction moins vigoureuse, moins accélérée, le muscle cardiaque absorbera moins d'oxygène qu'en temps normal, il éliminera une moins grande partie de produits toxiques et le moment de la mort en sera reculé d'autant.

Quinquaud (1) a bien calculé la quantité d'oxygène absorbée par le muscle cardiaque extrait de l'organisme et au repos, mais cela n'a rien de bien intéressant pour nous. Ce qu'il nous eût fallu connaître c'était la quantité de CO^2 dégagée dans le travail normal du muscle cardiaque. Il nous eût été possible par suite de connaître exactement la quantité d'oxygène épargnée par un travail moindre, comme dans la submersion, et nous eussions pu calculer de combien pourrait prolonger l'existence l'utilisation dans les tissus de cette quantité d'oxygène.

Malheureusement ce qui est très facile à faire sur un muscle ordinaire dont on peut disséquer l'artère et la veine devient absolument impossible sur le cœur. Aussi nous contenterons-nous de dire d'une manière générale que le muscle cardiaque travaillant deux ou trois fois moins dans l'asphyxie sous l'eau que dans l'asphyxie aérienne, une certaine provision d'oxygène est épargnée, provision assez forte probablement, si l'on songe à l'effort considérable déployé par la contraction du cœur. Cette quantité d'oxygène se répartit dans tout l'organisme, sert à entretenir les échanges de toutes les cellules et assure à l'animal quelques moments de survie.

Du ralentissement du cœur, et, par suite, du ralentissement

---

(1) Quinquaud. — *Société de biologie*, 1890.

de la circulation générale découle, nous semble-t-il, un autre phénomène : celui du ralentissement des échanges au sein des tissus.

Les différents tissus, en effet, règlent leur consommation d'oxygène sur la quantité que leur en apporte le sang circulant. Vient-elle à augmenter, il se produit à leur intérieur une consommation de luxe ; diminue-t-elle au contraire, alors ils vont réduire leurs échanges et absorber une moindre quantité de ce gaz. Un muscle, par exemple, ne peut-il point vivre quelque temps dans une atmosphère d'hydrogène? Le système nerveux seul se montre plus exigeant, mais nous avons vu précisément que chez le canard il est remarquablement tolérant envers CO^2 et d'une sobriété parfaite à l'égard de l'oxygène.

Tous ces faits concourent donc à nous expliquer la longue résistance des canards à la submersion.

III. — Théorie de l'arrêt des Échanges

Certains se basant sur les travaux de *Brown-Séquard* voudraient peut-être expliquer la longue résistance des canards à la submersion par un arrêt des échanges de nature réflexe. D'après cette théorie, sous l'influence du milieu liquide et par l'intermédiaire de tout le système nerveux, les tissus du corps absorberaient moins d'oxygène, produiraient moins d'acide carbonique, en un mot l'organisme entier ralentirait ses combustions, moyen de défense pour résister à une submersion prolongée, et voici à peu près comment les partisans de cette théorie pourraient la soutenir.

Expliquer la plus grande résistance à l'asphyxie sous l'eau

par l'absence d'agitation, par l'absence des mouvements respiratoires, par l'apnée, c'est faire une pétition de principes.

Et, en effet, si le canard ne s'agite pas sous l'eau, c'est parce qu'il n'asphyxie pas ; s'il ne fait pas de violents mouvements respiratoires, c'est parce que son sang n'est pas surchargé de CO_2, excitant normal des noyaux bulbaires, en un mot, c'est parce qu'il a ralenti ses échanges, qu'il ne consomme que fort peu d'oxygène et produit une infime quantité de CO_2.

Nous pourrons répondre à cela tout simplement : Le canard submergé asphyxie tout aussi bien qu'un canard à trachée liée. La preuve, c'est que son sang devient noir très rapidement. Si l'animal ne respire pas, il ne faut point en accuser l'absence de CO_2 dans le sang, ce qui est faux, c'est parce que le centre respiratoire est inhibé, parce que le canard est en apnée, et qu'en un mot, il n'éprouve aucunement le besoin de respirer.

Marckwald a montré que chez l'animal en apnée une excitation forte du bout central du vague ne produit absolument aucun mouvement respiratoire. Ne nous étonnons point alors que chez le canard submergé, l'excitation du centre respiratoire par l'acide carbonique du sang n'arrive à produire aucun mouvement d'inspiration. C'est seulement au bout de 10, 12, 13 minutes, lorsque le CO_2 accumulé en quantités considérables dans le sang, viendra à contrebalancer et à surpasser l'action inhibitoire du milieu, que l'animal se mettra à faire de violents mouvements respiratoires.

Nous pouvons faire aussi sur nous-même la petite expérience suivante indiquée par *Meltzer* : « Retenons pendant une minute notre respiration, puis, lorsque nous serons à bout de forces, faisons une série de mouvements de déglutition. Tant que ces mouvements dureront, le besoin de respirer qui devenait pénible, ne se fera plus sentir. Irons-nous dire pour cela que la déglutition a produit sur nous un arrêt des échanges? Non, certes, nous dirons simplement que le centre de la déglutition entrant en activité a inhibé le centre respiratoire. C'est aussi dans ce sens qu'il faut l'entendre chez le canard submergé. Il n'y a pas arrêt des échanges, mais il y a inhibition du centre respiratoire par le contact avec l'eau.

Si les partisans de la théorie de l'arrêt des échanges nous objectent encore que l'animal plongé sous l'eau reste immobile par la seule raison qu'il n'asphyxie pas, nous leur répondrons encore que, s'il ne se débat pas, c'est parce qu'il n'est pas tourmenté par le besoin de respirer. Le canard à trachée liée, au contraire, n'ayant pas son centre respiratoire inhibé et sentant un obstacle à l'entrée de l'air dans ses voies respiratoires, cherche à s'en débarrasser par toutes sortes de mouvements désordonnés, ce qui hâte d'autant le terme fatal.

Que si ces raisonnements ne suffisaient pas aux partisans de l'arrêt des échanges, nous pourrions leur mettre sous les yeux une expérience que nous avons faite et quelques lignes de M. Ch. Richet qui les convaincront, sans doute.

Notre expérience, d'abord. Canard ayant résisté plusieurs fois à une submersion de 13 minutes. Était toujours mourant, d'autre part, après 8 minutes d'occlusion trachéale. Donnons de l'atropine à ce canard, sa résistance à la submersion va être diminuée, et elle sera inférieure à 13', par exemple. Mais comme le canard, d'après la théorie que nous combattons, serait capable d'arrêter ses échanges sous l'influence de l'eau, il doit résister à une submersion dépassant 8 minutes. Or, ce n'est pas ce que démontre l'expérience; il est mourant au bout de 7'30". Un canard atropinisé ne résiste donc pas plus à l'asphyxie par submersion qu'à l'asphyxie dans l'air. L'arrêt

des échanges semble donc ne jouer aucun rôle lorsque le cœur
ne peut plus ralentir son rythme.

M. Ch. Richet, d'autre part, s'exprime ainsi (1) : « L'atro-
» pine, qui paralyse les terminaisons du nerf vague, empêche
» les canards de résister plus de 3′-4′-4′ 30″ à la submersion. »

CONCLUSIONS. — Nous sommes donc autorisé à conclure, en
arrivant à la fin de ce cinquième chapitre, que la résistance à
l'asphyxie sous l'eau, chez le canard, n'est aucunement le résultat d'une inhibition des échanges au niveau des tissus, causée
directement par le contact de l'eau avec le corps ; mais qu'elle
relève de l'inhibition du centre respiratoire, c'est-à-dire, de
l'apnée. L'apnée, en effet, entraine une diminution du travail
musculaire des différents muscles, notamment, des muscles respiratoires et du cœur, et, par là même, une diminution d'intensité des échanges respiratoires d'une manière générale et, en
particulier, une diminution de l'intensité des échanges gazeux
au niveau du poumon.

Le ralentissement des échanges n'est donc point primitif,
mais secondaire, et dominé par un autre phénomène qui est
l'apnée, lequel tient lui-même pour une grande part sous sa
dépendance le ralentissement de la circulation.

---

(1) C. Richet. — *Bulletin de la Société de biologie,* 1894, p. 790.
— *Journal de physiologie,* t. 1, p. 645.

CHAPITRE VI

RÉSISTANCE A LA SUBMERSION CHEZ L'HOMME

Ce n'est pas un chapitre de médecine légale que nous voulons entreprendre ici. Encore moins avons-nous l'intention
d'étudier tous les phénomènes asphyxiques que l'on peut observer chez les noyés. Notre intention est bien plus modeste
et nous nous contenterons d'élucider seulement ce point particulier : « Comment expliquer les survies de longue durée chez
les noyés ; comment expliquer ces cas de séjour volontaire
sous l'eau qui peuvent atteindre chez certains individus jusqu'à
4 et 5 minutes. »

Ce ne sont pas des expériences personnelles, des faits d'observation que nous allons offrir dans ce chapitre, car la ma-
tière ne s'y prête guère ; ce sont tout au plus quelques
réflexions à nous suggérées par les pages précédentes, quelques analogies entre ce qui se passe chez le canard et ce qui
se passe très probablement chez l'homme.

On connaît des cas de survie chez des noyés après des
submersions excessivement prolongées. Nous en citons quelques exemples, empruntés au *Dictionnaire de physiologie* de
M. Ch. Richet, à l'article « Asphyxie. »

Pouteau aurait observé, en 1749, un noyé revenu à la vie
après trois heures de séjour sous l'eau.

Bourgeois aurait aussi observé un cas de retour à la vie après vingt minutes de submersion.

Pope rapporte le cas d'un individu qui put être ranimé après quinze minutes de submersion.

Il faut toujours accepter avec une certaine réserve ces cas de longue survie. Est-on jamais sûr d'abord que le patient ne soit pas venu absorber quelques bouffées d'air frais à la surface? Ensuite l'émotion des assistants empêche fatalement une juste appréciation du temps.

Lacassagne (Archives d'anthropologie criminelle) raconte l'histoire du capitaine James qui pouvait rester facilement 4 minutes 14 secondes sous l'eau.

Certains acrobates forains font profession d'entrer dans des cuves pleines d'eau, où ils étonnent le public à la fois par les tours qu'ils exécutent et le long séjour qu'ils y font.

Il est écrit aussi dans tous les manuels de physiologie que les pêcheurs de perles peuvent vaquer à leurs travaux au fond de la mer pendant 2 et 3 minutes sans être incommodés.

Et maintenant posons-nous une question : « La provision d'oxygène contenue dans le sang et les poumons d'un homme adulte est-elle suffisante pour entretenir la combustion et la vie pendant 3 minutes, lorsque la respiration est suspendue ? »

Nous répondrons oui, sans hésiter, et un simple calcul, emprunté à M. Ch. Richet (1), nous le montrera mieux encore que toutes les affirmations.

Un homme de 70 kilos a à sa disposition 5.400 gr. de sang. Or, d'après Vierordt, le sang contient 18 pour 100 d'oxygène ; en supposant que tout le sang soit artérialisé par de nombreuses inspirations, cela fait 972 cc. d'oxygène dis-

---

(1) Richet. — Art. *Asphyxie,* Dictionnaire de physiologie.

sous. A cela il faut ajouter l'oxygène contenu dans les poumons et nous voulons parler seulement de l'oxygène utilisable, c'est-à-dire 320 cc. Cela nous donne une réserve de 1292 cc. d'oxygène utilisable. Or, la consommation en oxygène étant chez l'homme de 380 cc. par kilog. et par heure, cela nous fait une consommation de 440 cc. par minute pour un homme de 70 kilogs. C'est dire qu'il lui faudra environ 3 minutes pour consommer les 1292 cc. contenus dans son sang et son poumon.

Ainsi donc, nous avons dans notre corps une réserve d'oxygène qui nous permet de vivre environ trois minutes sans respirer, et nous ne nous étonnons plus outre mesure que certains individus puissent supporter sans inconvénient des submersions volontaires d'une aussi longue durée.

Pourquoi donc lorsque l'on n'est pas entraîné à ces exercices, suffoque-t-on après une minute de séjour sous l'eau ?

Qu'on ne vienne pas nous dire que c'est parce que nous asphyxions, puisque nous avons encore de l'oxygène en réserve pour deux minutes d'existence ; ce n'est donc pas l'asphyxie qui nous fait suffoquer, qui nous oblige à respirer, mais bien plutôt l'activité rythmique de notre centre respiratoire sur laquelle notre volonté est impossible à prévaloir. En un mot, c'est parce que nous ne sommes pas en apnée, sans cela nous resterions facilement 2 à 3 minutes la glotte fermée.

Le plongeur, l'acrobate, au contraire, peuvent faire naître chez eux une apnée persistante, de longue durée, analogue en beaucoup de points à celle que nous observons chez le canard et il peuvent la faire naître de plusieurs façons.

D'abord en suroxygénant leur sang par de fréquentes inspirations.

Ensuite, par l'action de leur propre volonté, ils peuvent inhiber leur centre respiratoire, et, c'est là, sans aucun doute, une faculté acquise par l'habitude. Chez eux, d'ailleurs, comme chez le canard, le milieu liquide est peut-être l'origine d'un réflexe apnéique puissant. Chacun sait, en effet, pour l'avoir éprouvé sur soi-même, que l'on suspend forcément la respiration sous le jet d'une douche froide.

L'existence de cette apnée étant donc admise chez l'homme, nous pouvons, semble-t-il, sans trop de présomption, faire bénéficier ce dernier de tous les avantages qu'elle assure à un animal plongeur comme le canard. Pourquoi ne pas admettre chez l'homme, comme chez cet animal, une diminution du chimisme respiratoire, une consommation plus parfaite de l'oxygène intra-pulmonaire, un ralentissement du cœur plus considérable que dans l'asphyxie ordinaire, tous ces phénomènes étant régis et dominés par l'apnée ? Ajoutons à cela, chez certains individus, la tolérance particulière du système nerveux à l'égard de CO_2, la sobriété de leurs tissus envers l'oxygène, conséquences de l'éducation, et nous comprenons du même coup la possibilité de ces submersions volontaires de 3 et 4 minutes.

Même raisonnement, d'ailleurs, pour les noyés. Ceux que l'on peut rappeler à la vie ont tous, en général, une syncope respiratoire qui a empêché l'eau d'entrer dans leur poumon. (Noyés bleus).

C'est dire, en somme, qu'ils sont dans un état plus ou moins semblable à celui qui caractérise l'apnée, que cette apnée soit produite par la sensation de l'eau froide ou plutôt par un brusque ébranlement de tout le système nerveux.

Nous en déduisons naturellement le ralentissement du chimisme respiratoire, le ralentissement du cœur, qui peuvent prendre des proportions d'autant plus grandes que la syncope est de plus longue durée. Ajoutons à cela l'abolition de la conscience, entraînant la perte des mouvements musculaires, et nous comprenons du coup que l'organisme opérant un travail moindre consomme avec plus de lenteur ses réserves en oxygène.

Il nous reste à indiquer quelques points, que, faute de matériaux, il nous a été impossible d'élucider.

Dans l'espoir qu'un autre expérimentateur sera plus favorisé que nous à cet égard, nous allons les indiquer ici :

Il serait très intéressant de comparer chez les mammifères plongeurs la durée respective de l'asphyxie dans l'air et sous l'eau.

Il serait curieux de vérifier aussi sur eux ce qu'on a observé chez le canard, savoir, la consommation plus parfaite de l'oxygène des alvéoles, la diminution du chimisme respiratoire, et le ralentissement plus considérable du cœur dans l'asphyxie sous l'eau que dans l'asphyxie dans l'air.

Enfin, il serait intéressant d'interroger les plongeurs de profession pour savoir s'ils retiennent aussi facilement et aussi longuement leur respiration dans l'air que dans l'eau. Il faudrait, en outre, explorer chez eux le rythme cardiaque dans les deux asphyxies.

CONCLUSION GÉNÉRALE. — L'apnée avec les modifications qu'elle apporte dans l'organisme sur les appareils circulatoire, respiratoire et musculaire, augmente la résistance à l'asphyxie dans la submersion.

TABLE DES MATIÈRES

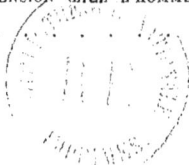

www.ingramcontent.com/pod-product-compliance
Lightning Source LLC
Chambersburg PA
CBHW071248200326
41521CB00009B/1673